Stoffwechsel beschleunigen

Wie Sie mit einfachen Mitteln Ihren Stoffwechsel beschleunigen.

Inhaltsverzeichnis

Einführung

Wie kann ich meinen Stoffwechsel beschleunigen? Und warum soll ich überhaupt meinen Stoffwechsel beschleunigen? Nun, ein gut eingestellter Stoffwechsel ist der Schlüssel zu Gesundheit und einem stabilen Körpergewicht.

Sie können das im Alltag beobachten: Wahrscheinlich kennt praktisch jeder von uns einen Menschen, der einfach immer schlank bleibt, egal was er isst. Diese Menschen können Nutellabrote, Pommes Frites und Pizza in rauhen Mengen in sich hinein schaufeln, sie nehmen einfach nicht zu. Andere hingegen brauchen nur an Kalorien zu denken und bringen sofort ein Kilogramm mehr auf die Waage.

OK, dieser Vergleich mag ein klein wenig überzeichnet sein, aber Übertreibung macht die Dinge anschaulicher. Es ist eine Tatsache: Die gleiche Menge an Nahrungsmitteln wird von verschiedenen Menschen völlig unterschiedlich verstoffwechselt. Während die einen jedes zugeführte Gramm Nahrung sofort zu reiner Energie verbrennen zu scheinen, kämpfen andere trotz disziplinierten Essverhaltens ständig mit den Pfunden. Viele Übergewichtige jammern: „Aber ich esse doch wirklich nicht viel!“. Meistens ernten sie dann die spöttischen Blicke ihrer Mitmenschen, die sie verdächtigen, heimliche nächtliche Fressorgien am Kühlschrank zu unternehmen oder sonst wie der Völlerei zu frönen.

Dabei haben diese Menschen völlig recht: Sie essen wirklich nicht zu viel, wenn man normale Maßstäbe zu Grunde legt. Zumindest gibt es Menschen, die weit aus mehr essen, ohne das sich deswegen sofort die lästigen Pölsterchen bilden. Wenn wir der Angelegenheit auf den

Grund gehen, stellt sich heraus, dass die Ursache dieses Phänomens in unterschiedlich programmierten Stoffwechseln liegt.

Die gute Nachricht: Es ist möglich, den Stoffwechsel zu beschleunigen und zu optimieren, so dass der Körper zugeführte Nahrung verstärkt in Energie umwandelt, anstatt immer neue Vorräte an Hüftgold anzulegen. In diesem Ratgeber lernen Sie, wie es gemacht wird. Bringen Sie endlich Ihren Stoffwechsel auf Touren und machen Sie Schluss mit den lästigen Fettpolstern. Sie werden endlich wieder normale Mahlzeiten essen können, ohne sofort zuzunehmen. Ihr Blutzuckerspiegel, Ihr Blutdruck und Ihre ganze körperliche Leistungsfähigkeit wird sich entschieden verbessern. Wenn Ihr Stoffwechsel gut funktioniert, sind Sie praktisch immun gegen Diabetes, Übergewicht, Bluthochdruck und zahlreiche andere Erkrankungen, die mit Fehlfunktionen des Stoffwechsels in Zusammenhang stehen.

Lassen Sie uns jetzt gemeinsam damit beginnen, Ihren Stoffwechsel zu beschleunigen und zu optimieren. Sie werden es nicht bereuen und das Ergebnis wird definitiv Ihr Leben verändern.

1.0. Der menschliche Stoffwechsel

Sehen wir uns den menschlichen Stoffwechsel näher an. Was passiert, wenn wir Nahrung zu uns nehmen? Wie wird Nahrung im Körper verarbeitet und in Energie umgewandelt?

1.1. Wie gewinnt der Körper Energie aus Nahrung?

Der menschliche Stoffwechsel ist ein Wunderwerk. Ein Wunderwerk, das seine Betriebsenergie aus der Umwandlung von Nahrung in Form von Fett und Kohlenhydraten in Wärmeenergie gewinnt. Wir können das ganze entfernt mit einem Ofen vergleichen. Wir führen Brennstoff in Form von Nahrung zu und verbrennen die aufgenommene Nahrung zur Energiegewinnung. Als Abfallprodukte bleiben bei beiden, bei Mensch und Ofen gleichermaßen Kohlendioxid, Wasser und unbrennbare Schlacken zurück. Letztere beim Ofen in Form von Asche, beim Menschen in Form von Stuhl, der über den After ausgeschieden wird.

Es gibt allerdings auch Unterschiede zwischen Mensch und Ofen. Während im Ofen ein heißes Feuer lodert, steigt die Temperatur im menschlichen Körper im Normalfall nie nennenswert über 37°C. Die Verbrennung geschieht auf biochemischem Wege,ohne dass hohe Temperaturen entstehen. Das Ganze ist außerdem stufenlos regelbar und kommt während der Lebensdauer des menschlichen Körpers nie zum Stillstand.

1.2. Wie viel Energie braucht der Mensch für seinen Stoffwechsel?

Der Mensch braucht Energie. Den Energiebedarf können wir in zwei verschiedene Komponenten einteilen. Den Gesamtbedarf, der die gesamte vom Körper verbrauchte Energie umfasst und den sogenannten Grundumsatz.

1.2.1. Der Gesamtenergiebedarf

Jeder Mensch hat einen gewissen Bedarf an Energie, die über die Nahrung zugeführt wird. Wie viel das genau ist, ist von Mensch zu Mensch unterschiedlich. Der Energiebedarf setzt sich aus zwei Anteilen zusammen. Wir haben zum einen den Grundbedarf, die Energie, die nötig ist, um den Körper überhaupt in Betrieb zu halten.

Der Grundbedarf wird benötigt, um jede einzelne Körperzelle mit genügend Energie zu versorgen, um zu funktionieren. Der Grundbedarf versorgt das Gehirn mit genügend Energie um zu funktionieren, er versorgt Magen, Leber, Darm, Herz, Lunge und alle anderen Organe mit der Energie, die sie benötigen, um ihre Arbeit zuverlässig ein Leben lang zu verrichten.

Neben dem Grundumsatz brauchen wir zusätzliche Energie, um Arbeit verrichten zu können. Egal ob es um geistige Arbeit geht, für die wir nur unser Gehirn benötigen oder um schwere körperliche Arbeit auf dem Feld oder in einer Fabrik: Sie brauchen für jede Tätigkeit, die über einfaches auf dem Rücken liegen hinausgeht, zusätzliche Energie. Egal ob Sie gehen, stehen, am Schreibtisch sitzen oder Autofahren: Jede zusätzliche Tätigkeit kostet zusätzliche Energie.

1.2.2. Der Grundumsatz

Diese Energie, die benötigt wird, um die Körperfunktionen aufrecht zu erhalten, bezeichnen wir auch als Grundumsatz. Der Grundumsatz ist von Mensch zu Mensch sehr unterschiedlich hoch. Zum einen spielt das Körpergewicht eine entscheidende Rolle. Je schwerer der Körper ist, desto höher ist der Grundumsatz des Körpers. Auch das Alter spielt eine Rolle. Je älter wir werden, desto geringer wird der Grundumsatz des Körpers.

Aber auch die Zusammensetzung des Körpers spielt eine Rolle. Je höher der Anteil an Muskelgewebe ist, desto höher ist der Grundumsatz. Je geringer der Anteil an Muskelgewebe ist und je höher der Fettanteil des Körpers ist, desto geringer ist der Grundumsatz und somit der Energieverbrauch im Ruhezustand.

1.2.3. Unterschiede bei Männern und Frauen

Ach zwischen den Geschlechtern gibt es Unterschiede. Männer und Frauen haben einen unterschiedlichen Stoffwechsel. Männer haben aufgrund ihrer höheren Muskelmasse auch einen höheren Grundumsatz. Ihr Stoffwechsel verbraucht mehr Energie. Frauen haben einen geringeren Anteil von Muskelmasse und einen höheren Anteil an Fettgewebe als Männer und haben darum einen geringeren Grundumsatz.

Auch der Gesamtbedarf von Männer liegt häufig vor, da auch heute noch eher Männer körperlich anstrengende Berufe ausüben als Frauen.

2.0. Wie Sie Ihren Stoffwechsel in Fahrt bringen

Es gibt eine gute Nachricht: Sie können eine ganze Menge tun, um die Stoffwechselfunktionen Ihres Körpers zu optimieren. Was bedeutet „optimieren" in diesem Zusammenhang? Nun, die meisten Menschen haben eher Probleme mit einem zu langsamen Stoffwechsel. Es ist erwünscht, den Grundumsatz zu erhöhen, damit mehr Kalorien verbraucht werden, der Blutzuckerspiegel sinkt und die Neigung des Körpers, Fett einzulagern, zurück geht.

2.1. Diese Gewürze regen den Stoffwechsel an

Es gibt einen denkbar einfachen Weg, um Ihrem Stoffwechsel Beine zu machen. Der einfachste Weg dürften scharfe Gewürze sein. Es gibt nämlich eine ganze Reihe von Gewürzen, die hervorragend dazu geeignet sind, Ihren Stoffwechsel anzuregen und damit den Grundumsatz Ihres Körpers zu steigern. Scharfe Gewürze steigern die sogenannte Thermogenese. Das heißt, Ihr Körper produziert mehr Wärme, wenn Sie scharf gewürztes Essen zu sich nehmen. Um diese Wärme zu erzeugen, muss Ihr Körper Kohlenhydrate oder Fettgewebe in Energie umwandeln. Nehmen Sie regelmäßig scharf gewürzte Mahlzeiten zu sich, wird dadurch der Energieverbrauch erhöht und Sie beginnen damit, Körperfett abzubauen.

Schauen wir uns die Gewürze einmal näher an, die dafür in Frage kommen, Ihren Stoffwechsel anzukurbeln:

2.1.2. Pfeffer und Chili

Beide sind vielseitig verwendbar. Chili ist von den hier aufgeführten Gewürzen neben Ingwer eines der Wirkungsvollsten. Chili sorgt für einen deutlich messbaren Anstieg der Thermogenese. Das Tolle: Auch wenn Sie sich an die Schärfe des Chili längst gewöhnt haben und ihnen ein scharfes Chiligericht keineswegs mehr die Tränen in die Augen treibt – der Effekt auf den Stoffwechsel bleibt ihnen erhalten. Noch über eine Stunde nach dem Genuss eines scharfen Chili-Gerichtes ist ihre Thermogenese deutlich erhöht und Sie können sich über einen deutlich gesteigerten Kalorienverbrauch freuen. Daneben hat Chili eine ausgezeichnete Wirkung gegen schädliche Bakterien in der Darmflora und hat eine schützende Wirkung auf die Magenschleimhaut.

Füllen Sie Ihr Gewürzregal mit reichlich Chili. Chili ist ein echter Schlankmacher. Setzen Sie Chili so häufig wie möglich ein. Sie werde sich dann schnell an die Schärfe gewöhnen. Bitte übertreiben Sie am Anfang die Dosierung nicht, sonst kann es zu Übelkeit oder einer gereizten Magenschleimhaut kommen. Starten Sie mit einer geringen Dosis und arbeite Sie sich dann langsam in schärfere Regionen vor. Das Tolle: Auch wenn Ihre Geschmacksknospen sich längst an das Chili gewöhnt haben und Ihnen die Schärfe nichts mehr ausmacht – die fettverbrennende Wirkung durch den angekurbelten Stoffwechsel bleibt bestehen.

Sollten Sie einmal aus Versehen zu viel Chili erwischt haben, dann löschen Sie den Brand auf der Zunge auf gar keinen Fall mit Wasser. Wasser verteilt das Chili nur gleichmäßiger in der Mundhöhle und sorgt dafür, dass es noch mehr brennt als zuvor. Besser Sie essen etwas Reis oder Toastbrot. Auch etwas Fettiges kann helfen.

2.1.3. Ingwer

Ingwer ist eine echte Allzweckwaffe. Ingwer steigert nicht nur die Thermogenese und sorgt so für einen erhöhten Umsatz und eine gesteigerte Fettverbrennung. Ingwer wirkt auch gegen Übelkeit, Appetitlosigkeit und unterstützt die Verdauung, weil die Sekretion von Verdauungssäften in Magen und Darm angeregt wird. Verwenden Sie Ingwer nach Möglichkeit immer frisch, Ingwer in Pulverform hat leider schon viel von seinen wertvollen Wirkstoffen verloren und hat nicht mehr den gleichen heilsamen Effekt auf die Verdauung wie frischer Ingwer.

Ingwertee hilft dem Körper auch, Gift- und Schadstoffe auszuleiten. Schneiden Sie eine frische Ingwerknolle in Scheiben und brühen Sie damit Ihren frischen Ingwertee auf. Sie erhalten ein erfrischendes Getränk, das Sie sowohl heiß als auch als Kaltgetränk genießen können. Sie können den Ingwertee mit ein wenig frischem Zitronensaft und ein klein wenig Honig verfeinern. Oder verwenden Sie das kalorienfreie und rein pflanzliche Süßungsmittel Stevia zum süßen.

2.1.4. Curry (Curcuma)

Curry, eigentlich Curcuma, ist ein gelbes Pulver, das (……). Es hat eine deutlich anregende Wirkung auf den Stoffwechsel und die Verdauung. Und es spricht einiges dafür, dass Curcuma noch wesentlich mehr kann. Viele Inder schwören darauf, dass das Gewürz auch eine blutdrucksenkende Wirkung hat und sowohl vorbeugend gegen Diabetes wie gegen Krebs wirkt.

Bauen Sie die erwähnten Gewürze in möglichst viele Ihrer täglichen Mahlzeiten mit ein. Zurückhaltung ist nur dann geboten, wenn Sie entweder unter einem Magen- oder Zwölffingerdarmgeschwür leiden oder unter Gallensteinen leiden. Wenn Sie unter einer dieser Beschwerden leiden, sollten Sie zumindest mit sehr scharfen Gewürzen wie Chili etwas zurückhaltend sein.

2.1.5. Knoblauch

Knoblauch ist in jeder Hinsicht eine gesundheitliche Wunderwaffe. Er wirkt entzündungshemmend, blutverdünnend, beugt Arteriosklerose vor und regt den Stoffwechsel an. Knoblauch soll sich auch positiv auf die Fettverbrennung im Körper auswirken und so wie Chili und Ingwer seinen Teil dazu beitragen, das lästige und gefährliche Bauchfett loszuwerden. Einziger Wermutstropfen bei Knoblauch ist der bekannte intensive Geruch. Es gibt im Handel auch völlig geruchlose Knoblauchpräparate, aber der frische Knoblauch dürfte einem Extrakt in Tablettenform überlegen sein, weil bei der Verarbeitung unweigerlich Inhaltsstoffe des frischen Knoblauchs verloren gehen.

2.2. Gemüse

Gemüse darf nicht fehlen. Essen Sie ruhig jede Menge Gemüse und essen Sie soviel davon, wie Sie wollen. Und möglichst vielseitig. Gemüse enthält wertvolle Vitamine, Ballaststoffe,Mineralien und sekundäre Pflanzenstoffe. Alles wertvolle Substanzen, die den Stoffwechsel bei seiner Arbeit unterstützen. Besonders die sekundären Pflanzenstoffen, die bis zum heutigen Tag noch gar nicht vollständig erforscht sind, scheinen eine wichtige Rolle im Stoffwechsel zu spielen und helfen dem Körper, Vitamine und sonstige Vitalstoffe optimal zu verwerten.

Und dabei hat Gemüse praktisch keinerlei Kalorien. Sie können Gemüse in unbegrenzten Mengen zu sich nehmen. Egal ob Blumenkohl, Broccoli, Rotkohl, Rosenkohl, Spinat, Spargel, Gurke, Kürbis, Zucchini oder Aubergine: Mit Gemüse tun Sie ihrem Stoffwechsel in jedem Fall etwas Gutes. Egal ob roh, gedünstet oder gekocht. In die gleiche Kategorie fallen auch frische Salate aller Art. Achten Sie aber auch beim Gemüse auf Qualität. Frisches Gemüse vom Wochenmarkt ist natürlich am besten. Aber auch tiefgekühltes Gemüse enthält immer noch die meisten Vitamine. Kaufen Sie kein Gemüse beim Discounter, das offensichtlich schon seine besten Tage hinter sich hat.

2.2.1. Paprika

Auch Paprika gehört zu den Gewürzen, die den Stoffwechsel kräftig auf Trab bringen können. Paprika hat viele positive Eigenschaften. Gemüsepaprika ist ausgesprochen kalorienarm. Stattdessen enthalten Paprika jede Menge Vitamin C. Und Vitamin C kurbelt die Fettverbrennung an und bringt den Stoffwechsel auf Touren. Paprika fördern die Produktion wichtiger Hormone wie Noradrenalin, die eine wichtige Rolle bei der Fettverbrennung spielen. Das Noradrenalin sorgt dafür, dass der Körper das fett in den Fettzellen leichter verfügbar machen kann. Auf diese Weise kann der Stoffwechsel leichter auf das in den Fettzellen eingelagerte Körperfett zugreifen.

Damit nicht genug: Paprika enthalten jede Menge Vitamin E und unterstützen damit die antioxidative Abwehr des Organismus. Auch die zahlreichen sekundären Pflanzenstoffe, die in Paprika enthalten sind, helfen dem Stoffwechsel bei seiner Arbeit. Es gibt Paprikaschoten in zahlreichen verschiedenen Züchtungen. Es gibt sie in vielen verschiedenen Formen und Farben. Ihr Geschmack unterscheidet sich, manche sind eher süßlich, andere sind eher scharf und würzig. Aber die Inhaltsstoffe der verschiedenen Paprika-Züchtungen unterscheiden sich kaum voneinander. Paprika sind ein Segen für die Verdauung. Sie regen die Bildung von Magensaft an, haben eine krampflösende Wirkung im Verdauungsapparat und schädliche Gärungsprozesse im Darm werden unterbunden. Paprika kurbeln so auf natürliche Weise den Stoffwechsel an und helfen bei m Abbau von Fettgewebe.

Übrigens sollten Sie immer darauf achten, Ihre Paprika möglichst frisch zu kaufen. Essen Sie sie möglichst bald, damit keine Vitamine verloren gehen. Ungefähr 4 Tage können Sie Paprika im Kühlschrank aufbewahren, ohne dass die Inhaltsstoffe durch die Lagerung allzu sehr leiden.

2.2.2. Broccoli und Blumenkohl

Brokkoli und Blumenkohl sind zwei echte Powergemüse, die viel dazu beitragen können, Ihren Stoffwechsel auf Touren. Auf den ersten Blick unterscheiden sich Broccoli und Blumenkohl ziemlich stark im Aussehen. Größe und Farbe sind ziemlich unterschiedlich. Trotzdem sind beide eng mit einander verwandt und haben ähnliche vor-teil hafte Inhaltsstoffe. Brokkoli und Blumenkohl stärken das Immunsystem mit ihrem hohen Vitamingehalt. Und mehr noch: Das Gemüse soll sogar vorbeugend gegen verschiedene Krebsarten wirken und den UV-Schutz der Haut verbessern.

Brokkoli unterscheidet sich vom Blumenkohl durch seinen höheren Vitamin-C-Gehalt. Broccoli hat einen hohen Kalziumgehalt. Sowohl Brokkoli als Blumenkohl enthalten außerdem beträchtliche Mengen an Kalium, Magnesium, Folsäure und Eisen. Außerdem Karotin, was wichtig für den Eigenschutz der Haut ist.

Brokkoli und Blumenkohl sind gleichermaßen kalorienarm. 100 Gramm dieser Gemüse enthalten nur 25 Kalorien. Damit zählen beide zu den besonders kalorienarmen Gemüsesorten. Der hohe Chromgehalt ist gut für die Regulierung des Blutzuckerspiegels, der hohe Anteil an Ballaststoffen ist eine willkommene Unterstützung der Darmtätigkeit.

Schon vor einigen Jahren haben Wissenschaftler entdeckt, das Brokkoli eine vorbeugende Wirkung gegen Krebs hat. Brokkoli enthält den Stoff Sulforaphan. Sulforaphan wirkt gegen Blasenkrebs, Brustkrebs, Darmkrebs und Prostatakrebs. Der regelmäßige Verzehr von Brokkoli soll Krebs vorbeugen. Sogar wenn schon eine Krebserkrankung vorliegt, kann Sulforaphan das weitere Wachstum des Tumors hemmen. Die gleiche Wirkung vermuten Wissenschaftler auch bei anderen Kreuzblütlern, unter anderem auch bei Blumenkohl.

Brokkoli und Blumenkohl haben beide eine angenehme lockere und zarte Struktur. Sie sind leicht verdaulich und lassen sich sehr gut kauen. Beide Gemüse sind gut für die Ernährung von kranken und alten Menschen geeignet und sind ein ideales Gemüse für Menschen, die unter Lebensmittelunverträglichkeiten leiden

Damit möglichst alle wertvollen Inhaltsstoffe erhalten bleiben, sollten Sie Brokkoli und Blumenkohl so schonend wie möglich zubereiten. Statt das Gemüse zu kochen, sollten Sie es lieber dünsten, anstatt es lange zu kochen. Dünsten ist wesentlich schonender als kochen. Nach dem Dünsten können Sie beide Gemüse dann weiter zubereiten.

Blumenkohl gibt es in der klassischen weißen Sorte, als auch in grünen und violetten Variationen. In jedem Fall sollte beim Kauf darauf geachtet werden, dass das Gemüse keine dunklen Flecken aufweist, denn das deutet auf lange, unsachgemäße Lagerung hin.

Empfehlenswert ist es, Blumenkohl im Ganzen, mit seinen großen grünen Blättern zu kaufen, denn diese umhüllen die zarten Röschen und schützen diese vor Stößen und Austrocknen. Sind die Blätter und der Strunk kräftig grün und die „Blume" reinweiß, ist der Blumenkohl frisch und gut. Er sollte innerhalb von zwei bis drei Tagen verarbeitet werden, lässt sich jedoch auch gut einmachen oder – in blanchierter Form – einfrieren.

Frischen Brokkoli erkennt man an knackigen, grünen Blättern und einer geschlossenen Blume. Aufgeblühter Brokkoli ist ungenießbar und dürfte nicht mehr verkauft werden. Auch Brokkoli sollte zu Hause möglichst schnell verarbeitet werden. Davor wird er unter Frischhaltefolie im Kühlschrank gelagert. Gründlich gewaschen, in kleine Röschen zerteilt und blanchiert darf Brokkoli auch bedenkenlos eingefroren werden.

2.2.4. Avocado

Avocados sind die ideale Powerfrucht für den schnellen Stoffwechsel. Avocados sind nicht nur Lieferanten von extrem wertvollen und gesunden Fetten. Avocados sind auch ausgesprochene Fettverbrenner. Obwohl sie durch ihren hohen Fettgehalt recht kalorienreich sind, sind Avocados eine echte Hilfe, wenn es darum geht, den Stoffwechsel anzukurbeln und Fett zu verbrennen. Avocados sind voll mit Vitaminen, Mineralstoffen, Spurenelementen und Antioxidantien. So deckt eine Avocado den kompletten Tagesbedarf an Folsäure. Durch den hohen Kaliumgehalt wirkt die Frucht zudem blutdrucksenkend

Planen Sie in Ihrem Speiseplan immer mal wieder eine Avocado ein. Avocados sind vielseitig verwendbar. Sie können zum Beispiel Avocados pürieren und einen leckeren Aufstrich daraus machen, der wesentlich besser schmeckt und bei weitem gesünder ist, als Erdnussbutter.

2.3. Kaffee

Sind Sie begeisterter Kaffeetrinker? Wenn ja, ist hier eine gute Nachricht für Sie: Kaffee ist ein ideales Getränk, um Fett abzubauen und den Stoffwechsel anzukurbeln. Voraussetzung: Sie trinken den Kaffee ohne Zucker und ohne Milch. Denn der Zucker würde aus dem an sich kalorienfreien Kaffee einen Dickmacher machen. Milch und Sahne stehen leider auch in dem Ruf, sich eher negativ auf den Stoffwechsel auszuwirken, was die Fettverbrennung angeht. Der Kaffee selbst ist aber ein echtes Schlankmachergetränk. Kaffee enthält bekanntlich Koffein, das das zentrale Nervensystem stimuliert.

Inzwischen haben wissenschaftliche Analysen belegen können, dass Koffein nicht nur das Nervensystem stimuliert, sondern auch die Lipolyse, also die Fettverbrennung im menschlichen Körper unterstützt. Die Lipolyse ist der Vorgang, der im Körper dafür verantwortlich ist, dass Nahrungs- und Körperfett in seine einzelnen Bestandteile gespalten um das Fett schließlich für die Energieversorgung des Körpers des heran zu ziehen. Koffein steigert auch die Wärmeproduktion des Körpers und lässt den Blutdruck ansteigen. Beides kurbelt den Stoffwechsel an und erhöht damit den Energieverbrauch.

Selbstverständlich ist Kaffee alleine keine Wunderwaffe beim abnehmen. In Verbindung mit einer angepassten Ernährung und reichlich Bewegung trägt Kaffee dazu bei, Körperfett abzubauen. Am besten wirkt eine Tasse starker schwarzer Kaffee oder Espresso direkt nach dem Essen. Milchkaffee und Kaffee mit Zucker ist aber absolut tabu! Trinken Sie Ihren Kaffee ausschließlich schwarz!

Ganz egal ob Kaffee, Grüner Tee oder Schwarzer Tee: Es ist wichtig, dass Sie ihrem Körper in jeder Lebenslage immer genügend Flüssigkeit zur Verfügung stellen. Sie sollten mindestens 2,5 Liter Flüssigkeit am Tag aufnehmen. Zumindest einen Teil davon können Sie mit Tee oder Kaffee decken. In früheren Zeiten hatte man Tee oder Kaffee bei der Flüssigkeitsversorgung nicht mitgezählt oder sogar negativ betrachtet, weil beides angeblich den Körper entwässern würde. Inzwischen wissen wir, dass diese Befürchtung nicht begründet ist und Sie keineswegs austrocknen, wenn Sie Kaffee oder Tee trinken. Es ist zwar richtig, dass beide Getränke auch eine harntreibende Wirkung haben, aber Sie werden nie einen echten Flüssigkeitsverlust durch den Konsum von Kaffee oder Tee erleiden. Der Körper kann sehr genau regeln, wie viel Wasser über den Urin ausgeschieden wird. Auch Kaffee oder Tee können diesen stabilen Regelmechanismus nicht durcheinander bringen.

2.4. Schwarzer und Grüner Tee

Das Grüner Tee eines der gesündesten Getränke überhaupt ist, hat wahrscheinlich fast jeder schon einmal gehört. Aber warum ist das so? Die Wirkung von grünem Tee ist bemerkenswert und von japanischen Wissenschaftlern in Tierversuchen untersucht worden. Grüner Tee kurbelt den Stoffwechsel an und sorgt dafür, dass auch im Ruhezustand mehr Kalorien als sonst verbrannt werden Auch dann, wenn gerade keine großen sportlichen Aktivitäten angesagt sind.

Die zweite entscheidende Wirkung von Grünen Tee ist das Absenken des Blutzuckerspiegels. Ein niedrigerer Blutzuckerspiegel sorgt automatisch für eine geringere Insulinausschüttung im Körper und somit für niedrigen Insulinspiegel. Ein hoher Insulinspiegel sorgt für verstärkte Fetteinlagerung im Bauch, ein niedriger Insulinspiegel macht das Gegenteil möglich und lässt das Bauchfett schmelzen.

Noch wirksamer ist Grüner Tee in Verbindung mit einem moderaten Lauftraining. Die Wirkung wird intensiviert, der Energiestoffwechsel verbessert sich und die Neubildung von Fettzellen wird deutlich reduziert. Eine weitere positive Wirkung des Grünen Tees: Grüner Tee trägt dazu bei den Blutdruck zu senken. Das hilft Ihnen zwar nicht unmittelbar dabei, Ihren Stoffwechsel anzukurbeln, aber ein verringerter Blutdruck hat in jedem Fall eine lebensverlängernde Wirkung und entlastet Ihr Herz.

Grüner Tee ist damit neben gewöhnlichem Leitungswasser das beste Getränk, dass Sie zu sich nehmen können. Trinken Sie jeden Tag mehrere Tassen Grünen Tee über den Tag verteilt und Sie können sich schon bald über einen niedrigeren Blutdruck und ein zunehmendes Dahinschmelzen Ihres Bauchfettes freuen. Natürlich nur, wenn Sie zuckerhaltige Softdrinks und süße Säfte konsequent meiden, sonst hilft auch der Grüne Tee nicht... Bei der Auswahl des Tees sollten Sie von billigen Tees in Teebeuteln Abstand nehmen. Gehen Sie in ein Teegeschäft und lassen Sie sich beraten. Kaufen Sie dann einen Beutel wirklich guten Grünen Tee.

Grüner Tee muss von Hand aufgebrüht werden und in Ruhe getrunken werden. Achten Sie darauf, den Tee nicht zu lange ziehen zu lassen. Außerdem darf das Wasser im Gegensatz zu schwarzem Tee nicht mehr kochen, wenn Sie den Tee aufbrühen. Unmittelbar vor dem Schlafen gehen sollten Sie allerdings lieber einen Kräutertee oder Früchtetee trinken, denn Grüner Tee enthält wie Schwarzer Tee und Kaffee Koffein bzw. Teein, das zu Einschlafschwierigkeiten führen kann.

2.5. Früchte

2.5.1. Ananas

Um es gleich vorwegzunehmen: Wir wollen hier auf keinen Fall der berüchtigten Ananasdiät das Wort reden. Bei der Ananasdiät handelt es sich um eine reine Crashdiät, die auf eine schnelle Gewichtsabnahme setzt. Bei der Ananasdiät ist es ausschließlich erlaubt, Ananas, Wasser, Tee und Ananassaft zu sich zu nehmen. Es ist klar, dass so eine einseitige Crashdiät nicht gesund sein kann und zu keiner langfristigen Gewichtsabnahme führt. Aber deswegen sollen Sie nicht auf Ananas verzichten. Auch wenn wir die fragwürdige Ananasdiät außen vor lassen, spricht vieles dafür, frische Ananas in Ihre tägliche Ernährung mit einzubeziehen.

Ananas enthält Bromelain. Durch dieses Enzym wird die Proteinaufnahme verbessert, dadurch das Muskelwachstum gefördert und die Fettverbrennung beschleunigt. Die vielen Mineralstoffe helfen Giftstoffe aus dem Körper auszuscheiden und den Säure-Basenhaushalt ins Gleichgewicht zu bringen. So wird der Körper entsäuert und der Stoffwechsel auf Hochtouren gebracht. Angeblich haben Ananas sogar eine vorbeugende Wirkung gegen Krebs.

Die Ananas ist nicht nur eine sehr kalorienarme Frucht. Ein ganzes Kilogramm Ananas hat gerade 590 Kalorien. Die Ananas enthält jede Menge wertvolle Vitamine und Mineralien wie Magnesium. Außerdem enthält die Tropenfrucht Enzyme, die die Verdauung unterstützen und die Fettverbrennung fördern. Der hohe Gehalt an faserreichen Ballaststoffen unterstützt die Verdauung und ist gut für den Darm. Sie können also die Ananas unbesorgt als leckeren Obstsnack in Ihren Speiseplan aufnehmen.

2.5.2. Grapefruits

Es spricht einiges dafür, dass Grapefruits nicht nur wegen Ihres hohen Vitamin-C-Gehalts sehr gesund sind. Versuche an amerikanischen Universitäten deuten darauf hin, dass Grapefruitsaft eine deutlich appetitzügelnde Wirkung hat, wenn er vor den Mahlzeiten getrunken wird. Also einfach vor jeder Mahlzeit ein Glas Grapefruitsaft trinken und zusehen, wie die Pfunde purzeln. Allerdings sollte es frischgepresster Saft oder zumindest ein Saft mit 100 % Fruchtanteil sein. Auf keinen Fall ein Nektar oder gar ein Fruchtsaftgetränk. Denn diese Getränke werden von der Industrie mit zusätzlichem Zucker angereichert und werden mit Sicherheit zu keinem Gewichtsverlust führen.

2.6. Trinken Sie viel klares Wasser.

Kaffee und Tee mögen den Stoffwechsel anregen, aber mit am Abstand das beste Getränk für unseren Stoffwechsel ist reines, klares Wasser. Egal ob als Mineralwasser, Quellwasser oder Leitungswasser: Wasser ist für den menschlichen Körper unverzichtbar und sie sollten großzügig damit umgehen. Wasser sorgt dafür, dass Ihr Körper sich selbst reinigen kann und Stoffwechselabfälle ebenso ausscheiden kann wie Wohn- und Umweltgifte sowie andere Schadstoffe, die wir über die Luft oder über die Nahrung aus unserer Umwelt aufnehmen. Es gibt einen ganz einfachen Trick, wie Sie Ihren Stoffwechsel zusätzlich anregen können, wenn Sie Wasser trinken: Trinken Sie Ihr Wasser möglichst kalt. Wenn Sie Ihr Wasser kalt zu sich nehmen, wird Ihr Stoffwechsel angekurbelt, weil der Körper eine ganze Menge Energie aufwenden muss, um das Wasser erst einmal auf Körpertemperatur zu erwärmen. Sie müssen dabei nicht auf teures Flaschenwasser zurückgreifen. In den meisten Regionen Deutschlands ist die Qualität des Leitungswassers vollkommen ausreichend, so dass Sie weder auf Mineralwasser noch auf anderes Trinkwasser in Flaschen zurückgreifen müssen. Trinken Sie jeden Tag wenigstens 1 – 2 Liter kaltes Wasser. Die Menge ist davon abhängig, was Sie sonst noch essen und trinken. Die Gesamtzufuhr an Flüssigkeit sollte 2,5 Liter betragen. Dieser Wert ist aber nicht in Stein gemeißelt. Beobachten Sie selbst, mit wie viel Flüssigkeitszufuhr Sie sich am wohlsten und am leistungsfähigsten fühlen.

2.7. Vitamine und Mineralstoffe

Vitamine und Mineralstoffe machen mengenmäßig nur einen winzigen Anteil an unserer Ernährung aus. Trotzdem sind Sie unerlässlich für einen gut funktionierenden Stoffwechsel. Wenn der Körper nicht ausreichend mit Mineralien und Vitaminen versorgt ist, wird die Funktion des Stoffwechsel beeinträchtigt. Der Blutzuckerspiegel steigt, es kann zu chronischen Entzündungsreaktionen kommen, Müdigkeit, Erschöpfung, Antriebslosigkeit – es gibt viele verschiedene Symptome, die auf Mangelzustände hindeuten.

2.7.1. Vitamin C ist enorm wichtig

Um einen gesunden Stoffwechsel anzuregen, sollten Sie auf eine großzügige Versorgung mit Vitamin C achten. Vitamin C ist absolut essentiell für einen gut funktionierenden Stoffwechsel. Essen Sie über den Tag verteilt immer wieder Lebensmittel mit einem hohen Gehalt an Vitamin C. Gut geeignet sind Sauerkraut, Orangen, Äpfel, Kiwis, Zitrusfrüchte aller Art, Spinat, Paprika und Brokkoli. Daneben sollten Sie sich ballaststoffreich ernähren, um die Darmtätigkeit anzuregen. Alle Lebensmittel mit einem hohen Gehalt an Pektinen sind gut geeignet. Zum Beispiel sind Äpfel eine hervorragende Quelle von Pektinen und Vitamin C.

Kaufen Sie Obst und Gemüse möglichst frisch. Überlagertes Obst verliert schnell einen großen Teil seiner wichtigen Inhaltsstoffe und kann nur noch kurze Zeit gelagert werden.

2.7.2. Vitamin D

Nicht nur Vitamin C, auch Vitamin D beeinflusst den Stoffwechsel und das Körpergewicht. Wenn Sie unter Vitamin-D-Mangel leiden, dann reduziert Ihr Körper die Fettverbrennung. Sie neigen dann dazu, zuzunehmen und Fettzellen zu bilden. Es ist auch möglich, dass Ihr Organismus mit einem gesteigerten Hungergefühl reagiert. Eine ausgeglichene Versorgung mit Vitamin D ist ein wichtiger Faktor, um sicherzustellen, dass alle Stoffwechselvorgänge einwandfrei funktionieren. Eine amerikanische Studie hat bewiesen, dass Frauen, die während einer Diät zusätzlich Ihren Vitamin-D-Spiegel medizinisch überwachen ließen und im Bedarfsfall Vitamin-D-Präparate eingenommen hatten, leichter Gewicht verloren, als solche, die kein Vitamin D einnahmen. Sehr wahrscheinlich hat Vitamin D – in Verbindung mit Magnesium – auch eine positive Wirkung auf den Blutdruck und den Blutzuckerhaushalt.

Wie exakt das Vitamin D es genau anstellt, den Stoffwechsel anzukurbeln, ist von der Wissenschaft noch nicht bis ins allerletzte Detail geklärt. Es gibt aber eine ganze Reihe von begründeten Vermutungen:

Möglicherweise werden durch das Vitamin D Rezeptoren angesprochen, die regeln, ob eine Fettzelle das in ihrem Innern gespeicherte Fett zur Verbrennung freigeben soll oder weiter für schlechte Zeiten speichern soll.

Auch in dem Gehirnbereich, der das Sättigungsgefühl kontrolliert, gibt es offenbar Vitamin-D-Rezeptoren. Bei Vitamin-Mangel lässt die Funktionsfähigkeit dieser Zellen nach und es kann zu einem fehlenden Sättigungsgefühl kommen.

Eine weitere positive Wirkung von Vitamin D ist seine entzündungshemmende Wirkung. Vitamin D kann chronische, systemische Entzündungen reduzieren.

Wenn Sie Gewicht verlieren wollen und den Eindruck haben, dass Sie keine Fortschritte machen, obwohl Sie nur wenig Kalorien aufnehmen und die Tipps aus diesem Ratgeber umgesetzt haben, sollten Sie in Betracht ziehen, ein Vitamin-D-Präparat einzunehmen. Das beste ist, Sie lassen den Vitaminspiegel beim Arzt bestimmen.

Ein zu niedriger Vitamin-Spiegel kann nicht nur Übergewicht fördern, er hat auch eine Vielzahl von anderen negativen Auswirkungen.

Ein zu niedriger Vitamin-D-Spiegel kann zu negativen Verstimmungen, Lustlosigkeit und Trägheit führen. Auch Probleme mit dem Blutzuckerspiegel sollen manchmal mit einem Mangel an Vitamin D zu tun haben. Sogar Arthritis und Multiple Sklerose werden immer wieder mit einem Defizit in der Versorgung mit Vitamin D in Zusammenhang gebracht.

Vitamin D wird zum einen in der Haut gebildet – dafür ist Sonneneinstrahlung erforderlich. Tägliche eine Stunde im Freien ist eine gute Methode, um die Vitamin-B-Versorgung zu verbessern. Schon die Hautfläche der Hände und des Gesichts sind groß genug, um bei Sonneneinstrahlung signifikante Mengen an Vitamin D zu produzieren. Eine andere Möglichkeit ist die Einnahme von Vitamin D-Präparaten.

2.8. Reduzieren Sie Stress

Viele Menschen leben aus beruflichen oder privaten Gründen unter dauernder Anspannung und stehen unter Stress. Wenn Sie in einer chronischen Stress-Situation leben (Ärger am Arbeitsplatz, Zukunftsangst, Beziehungsstress), dann wird der Stoffwechsel zuerst angekurbelt. Solange die Stresssituation nicht ewig anhält und von einer Entspannungsphase ohne Stress abgelöst wird, ist alles in Ordnung. Der Körper kann dann mit der Situation umgehen und kann sich regenerieren, wenn die Stresssituation aufgehört hat.

Wenn der Stress aber zu einem Dauerzustand wird, zum Beispiel durch Druck am Arbeitsplatz, Mobbing, permanente Geldsorgen oder andere Faktoren, dann wird das Ganze problematisch.

Die Hormonbalance des Körpers gerät ins Wanken. Das Stresshormon

Cortisol reichert sich zusehends an und führt dazu, dass der Stoffwechsel mehr und mehr Probleme bekommt. Die metabolische Regierung stimmt nicht mehr und es kommt zu Müdigkeit, Depressionen und zu einer verstärkten Neigung zur Gewichtszunahme.

Versuchen Sie den Stress im Alltagsleben zu reduzieren. Versuchen Sie, mehr innere Distanz zu Alltagsproblemen zu gewinnen. Treiben Sie Sport an der frischen Luft, um innere Spannungen abzubauen. Körperliche Bewegung kann sehr hilfreich sein, um einen Ausgleich zu einer hohen Stressbelastung zu schaffen.

Eine andere Möglichkeit, um Stressbelastung abzubauen ist Meditation. Versuchen Sie sich in autogenen Training oder versuchen Sie es mit Entspannungsübungen. Sie finden im Internet zahlreiche Anleitungen zu diesem Thema.

Ausreichend Schlaf ist ein weiterer Faktor, der dabei helfen kann, Stresshormone im Blut abzubauen. Schlafmangel hingegen kann stressbedingte Probleme verschärfen. Auch nächtliches Fernehen oder spielen mit dem Smartphone können verhindern, dass der Körper stressbedingte Spannungen abbauen kann. Bevor Sie schlafen gehen, schalten Sie alle elektronischen Geräte wie Mobiltelefone und Tablets ab, damit Sie geistig zur Ruhe kommen und leichter in den Schlaf finden.

3.0. Sport regt den Stoffwechsel an

Eines der besten natürlichen Hausmittel, den Stoffwechsel anzuregen ist Sport. Er fördert die Produktion von Mitochondrien in den Muskeln. Mitochondrien sind die Energie-Kraftwerke in den Körperzellen. Sie erzeugen Energie bei Bedarf und fördern so den Abbau von Fett und Kohlenhydraten. Das beschleunigt den Stoffwechsel und den Verbrauch von Kalorien die beim Sport „verfeuert“ werden. Führt also zum Abbau von Kilos.

Je mehr Muskeln Sie haben, desto mehr Energie verbrauchen Sie. Selbst wenn Sie die Muskeln gar nicht brauchen, sie im Ruhezustand sind. Muskeln verbrennen am Tag rund 30 kcal pro Kilo Muskelmasse mehr, als das entsprechende Fettgewebe. Also sehen Sie zu, das Sie Fettgewebe in Muskeln umsetzen.

Wenn Sie effektiv Gewicht verlieren wollen - an den richtigen Stellen - dann führt kein Weg an ausreichend Bewegung vorbei. Sie sollten sich ein individuelles Fitnessprogramm zusammenstellen. Eines, dass Sie auch bewältigen können. Mit Sport erreichen Sie zweierlei: Sie verbrennen mehr Kalorien, als wenn Sie sich gar nicht körperlich betätigen. Außerdem verhindern Sie so, dass Ihr Körper langfristig Muskelmasse abbaut. Keine Muskelmasse zu verlieren, ist wichtig.

Denn wenn Ihr Körper während Ihres Abnehmprogramms statt Fett Muskeln abbaut, erweisen Sie Ihrer Gesundheit einen Bärendienst. Je weniger Muskeln Sie am Körper haben, desto geringer ist der Grundumsatz und desto schwieriger wird es, überhaupt abzunehmen. Ein muskulöser Körper sorgt für einen hohen Grundumsatz und aus diesem Grund ist Sport so wichtig. Dass Sie durch den Sport zusätzliche Kalorien verbrennen, ist dem gegenüber nur ein netter Nebeneffekt.

3.1. Kalorien verbrennen mit Sport

Zunächst einmal: Erwarten Sie keine Wunder von Sport. Sport kann viel für Ihren Stoffwechsel erreichen. Aber Sie können auch mit noch so viel Sport nicht von heute auf morgen Ihr Übergewicht los werden. Nur in Verbindung mit einer allgemeinen Umstellung des Lebensstils können Sie mit Sport etwas erreichen. Sport ist wichtig und wird Ihnen entscheidend dabei helfen, Bauchfett abzubauen. Aber nur dann, wenn Sie gleichzeitig auch Ihre Ernährung entsprechen umstellen. Um Kalorien abzubauen und das Herz-Kreislauf-System zu stärken und gleichzeitig Muskeln aufzubauen ist eine Kombination aus Ausdauertraining und Krafttraining ideal.

3.2. Welche Sportart beschleunigt den Stoffwechsel am besten?

Kalorien mit Hilfe von zusätzlicher Bewegung zu verbrennen, ist ein ausgesprochen anstrengendes und schweißtreibendes Geschäft. Sehen wir uns an, mit welcher Sportart Sie wie viel Kalorien verbrauchen und welche Sportart am ehesten dazu geeignet ist, Sie bei Ihrem Fettverbrennungsprogramm zu unterstützen.

3.2.1. Schwimmen

Schwimmen ist eine ausgezeichnete Sportart, um Fettreserven zu verbrennen und um den Stoffwechsel so richtig auf Touren zu bringen. Jede Bewegung im Wasser verbraucht ein mehrfaches an Energie wie an Land. Verursacht wird dieser Mehrverbrauch durch den

Wasserwiderstand, den jede Bewegung im Wasser überwinden muss. Mit einer halben Stunde Schwimmen verbrauchen Sie immerhin 350 Kalorien. Schwimmen ist aber auch deshalb besonders vorteilhaft, weil es die Gelenke nicht belastet. Bei Übergewicht ein wichtiger Pluspunkt. Schwimmen ist auch eine hervorragende Sportart, um zusätzliche Muskeln aufzubauen. Und zusätzliche Muskeln bedeuten höheren Grundumsatz und damit beschleunigten Stoffwechsel.

3.2.2. Nordic Walking und Walking

Beim Walking handelt es sich um nichts anderes als schnelles Gehen. Dem Laufen gegenüber hat es den Vorteil, dass immer ein Fuß auf dem Boden ist. Beim Laufen haben Sie immer eine kurze Flugphase, bis wieder ein Fuß den Boden berührt. Und dann donnert Ihr volles Körpergewicht auf Fuß- und Kniegelenk... Walking ist wesentlich gelenkschonender als Laufen. Leider verbraucht Walking nur etwa 150 Kalorien pro halbe Stunde.

Diesen Wert können Sie mühelos verdoppeln, wenn Sie statt einfachem Gehen Nordic Walking betreiben und mit zwei skistockähnlichen Nordic-Walking-Stöcken Ihr Gehpensum absolvieren. Der Einsatz der Stöcke führt dazu, dass sich der Kalorienverbrauch auf 300 Kalorien pro halbe Stunde verdoppelt. Nordic Walking ist damit in Sachen Fettverbrennung doppelt so effektiv wie einfaches Gehen.

3.2.3. Joggen

Wem Nordic Walking zu langsam ist, der kann natürlich auch einfach laufen. Beim Laufen verbraucht man allerdings nicht wesentlich mehr Energie. Auch wer in mittlerem Tempo joggt, verbraucht damit nur ungefähr 300 Kalorien pro halbe Stunde.

3.2.4. Radfahren

Radfahren ist eine super Sportart, wenn es darum geht, die Fettverbrennung anzukurbeln. Denn mit Radfahren verbrauchen Sie zwischen 280 und 350 Kalorien pro halbe Stunde, je nach Körpergewicht. Um mit Radfahren effektiv Kalorien zu verbrennen ist ein zügiges Tempo Voraussetzung. Radfahren im Bummeltempo bringt nichts. Wie Nordic Walking und Schwimmen gehört auch Radfahren zu den gelenkschonenden Sportarten. Natürlich können Sie auch auf einem Fitnessgerät in die Pedale treten. Dort haben Sie den zusätzlichen Vorteil, dass Sie die Intensität der Belastung stufenlos regeln können, so dass man leicht auch 400 Kalorien pro halbe Stunde und mehr verbrauchen kann, wenn man sich entsprechend fordert.

3.2.5. Aerobic

Diese Sportart aus den achtziger Jahren kann durchaus dazu beitragen, Fett abzubauen. Immerhin 250 Kalorien pro halbe Stunde verlieren Sie mit einem Aerobic-Training.

3.2.6. Skateboardfahren

Sicherlich nicht jedermanns Sache, denn ein gewisses Verletzungsrisiko lässt sich nicht leugnen. Aber auch Skateboardfahren verbrennt Kalorien, und das gar nicht mal schlecht. 200 bis 250 Kalorien pro halbe Stunde werden mit Skateboardfahren verbraucht. Allerdings ist diese Sportart für ältere Leute eher weniger geeignet. Sie sollten über eine gute Körperbeherrschung und einen funktionierenden Gleichgewichtssinn verfügen, damit es beim Skateboardfahren nicht zu folgenschweren Unfällen kommt.

3.3. Welcher Sport ist für Sie geeignet?

Nicht jede Sportart ist für jeden geeignet. Wenn Sie stark übergewichtig sein sollten, sollten Sie z.B. von Jogging lieber Abstand nehmen, weil die Knie- und Fußgelenke beim Laufen stark belastet werden und es leicht zu Gelenkschäden kommen kann. Setzen Sie stattdessen lieber auf Radfahren als Ausdauersportart, weil die Gelenke hier weniger belastet werden und Sie trotzdem einen großartigen Trainingserfolg für Herz und Kreislauf erzielen werden. Auch Schwimmen ist eine ideale Sportart, wenn Sie unter stärkerem Übergewicht leiden und Ihre Gelenke vor Überlastung schützen wollen. Nebenbei verbraucht Schwimmen auch reichlich Kalorien, wie Sie in der vorangegangenen Übersicht gesehen haben.

Außerdem sollten Sie versuchen, sich eine Sportart auszusuchen, die Ihnen wenigstens ein bisschen Spaß macht. Es ist furchtbar frustrierend und demotivierend, wenn Sie sich mehrmals die Woche mit Ihrer ganzen Willenskraft zu einer Sportart zwingen müssen, die Ihnen nicht liegt und die Sie nicht mögen. Die Erfahrung zeigt, das in so einem Fall der Sport bald unterbleibt und das hoffnungsvoll gestartete Fitnessprogramm ein schnelles Ende findet. Es gibt viele Sportarten – suchen Sie sich eine aus, die Ihnen körperlich liegt und die Ihnen Freude bereitet.

3.4. Bürstenmassage

Es gibt noch eine Methode, um den Stoffwechsel in Gang zu bringen. Die Bürstenmassage nach Kneipp ist eine geniale Anwendung, mit der Sie auf einfache Art und Weise Ihren Stoffwechsel auf Touren bringen. Die Bürstenmassage wirkt dabei sehr vielfältig: Sie regt den Kreislauf an, stärkt Ihr Immunsystem und verbessert die Struktur der Haut.

Wenn Sie zu den Menschen gehören, die am frühen Morgen nur schwer in Gang kommen, wenn Sie ein Morgenmuffel sind und sich morgens schlapp und lustlos, gereizt und müde fühlen, dann sollten Sie die Bürstenmassage nach Kneipp in Betracht ziehen. Damit kommt Ihr Körper am Morgen besser auf Touren und Sie haben einen leichteren Start in den Tag. Von den zahlreichen positiven Wirkungen auf den Stoffwechsel ganz zu schweigen.

Das Bürsten wirkt sich positiv auf den Kreislauf aus. Es regt die Durchblutung an, weil tieferliegende Gefäße aktiviert werden. Der Blutdruck wird ausgeglichen, und zwar in beide Richtungen: Wenn Sie unter einem zu hohen Blutdruck leiden, führt die Bürstenmassage zu einer Absenkung des Blutdrucks. Wenn Ihr Blutdruck eher zu niedrig ist, können Sie ihn mit der Bürstenmassage etwas anheben.

Verkrampfungen in der Muskulatur werden gelöst, das fließen der Lymphflüssigkeit und des venösen Blutes verbessert. Durch das Streichen mit der Bürste wird die Durchblutung der Haut gesteigert. Schadstoffe, Schlacken und Entzündungsherde können leichter abgebaut werden. Die feinen Kapillaren der Haut füllen sich mit Blut, die Zellen der Haut werden besser mit Sauerstoff versorgt und können sich besser regenerieren. Erfreulich besonders für Frauen: Sogar eine Cellulitis kann durch die Bürstenmassage mit etwas Glück verbessert werden.

Am erstaunlichsten ist aber die indirekte Wirkung der Bürstenmassage auf den Organismus. Durch Nerven, die von der Haut bis zu Rückenmark und inneren Organen führen, wird die Tätigkeit von Leber, Nieren und Darm angelegt. Leber und Nieren sind die zentralen Entgiftungsorgane, der Darm erledigt den Hauptteil der Verdauungsarbeit – der ganze Stoffwechsel wird so durch die Bürstenmassage positiv beeinflusst. Zum Beispiel kann eine Verstopfung durch die Bürstenmassage erfolgreich verbessert werden. Um echte Erfolge zu erzielen, ist eine regelmäßige Anwendung der Bürstenmassage wichtig.

3.4.1. Die Bürstenmassage nach Kneipp in der Praxis.

- Führen Sie die Bürstenmassage stets am frühen morgen durch. Die Massage regt Kreislauf und Nerven an und könnte Probleme beim Einschlafen verursachen, wenn Sie Abends durchgeführt wird.

- Planen Sie etwa 5 bis 10 Minuten Zeit für die Massage ein.

- Regelmäßigkeit ist das A und O bei der Bürstenmassage. Eine einmalige Anwendung wird keine durchschlagende Wirkung zu erzielen. Wenn Sie mit dieser Anwendung wirklich etwas erreichen wollen, müssen Sie sie Bürstenmassage regelmäßig durchführen. Sie sollten diese Anwendung mindestens zwei- bis dreimal in der Woche ausführen. Legen Sie die Tage fest und halten Sie sich strikt an Ihren Terminplan, damit sich keine Nachlässigkeiten einschleifen.

- Suchen Sie sich die richtige Bürste. Es gibt Massagebürsten mit und ohne Stiel. Es gibt sie in Form von Massagehandschuhen, Massagepads und geflochtenen Bändern. Es sind die verschiedensten Materialien im Einsatz. Sie können Bürsten mit Kunststoffborsten ebenso bekommen wie solche aus Rosshaar, Luffa oder Sisal. Von Kunstoffbürsten ist übrigens eher abzuraten, die Bürsten aus Naturmaterialien sind deutlich hautschonender.

- Sorgen Sie für frische Luft bevor es losgeht und lüften Sie de n Raum gründlich, in dem Sie die Massage durchführen wollen.

- Starten Sie ein maximaler Entfernung vom Herzen – außen am rechten Fuß. Von dort aus führen Sie langsam die Bürste mit kreisenden Bewegungen an der Außenseite des Beines nach oben. Anschließend bürsten Sie dann auf der Innenseite des rechten Beins nach unten. Bürsten Sie nun von der Fußoberseite an der Vorderseite des Beines nach oben und anschließend auf der Rückseite wieder nach unten bis zur Ferse

- Als nächstes bearbeiten Sie Ihr linkes Bein nach dem selben Schema.

- Bürsten Sie kreisend erst die rechte, dann die linke Gesäßhälfte.

- Jetzt kommen wir zum rechten Arm. Beginnen Sie mit streichenden oder kreisenden Bewegungen an der Innenfläche der Hand und bürsten Sie dann an der Arminnenseite nach oben bis zu den Schultern. Anschließend bürsten sie den Arm an der Außenseite abwärts bis zur Außenseite der Hand.

- Wiederholen Sie den Vorgang mit dem linken Arm und bürsten Sie ihn genauso.

- Bürsten Sie jetzt ihre Brust in Form einer auf die Seite liegenden Acht.

- Bürsten Sie den Bauch kreisförmig. Beginnen Sie rechts unten und bürsten Sie im Uhrzeigersinn kreisend nach rechts unten.

- Als letztes bürsten Sie den Rücken.

Nach der Bürstenmassage ist es ratsam eine, schöne heiße Dusche zu nehmen, um lose Hautpartikel abzuwaschen. Sie können sogar die komplette Bürstenmassage unter der Dusche durchführen.Mit dem richtigen Duschgel können Sie die Wirkung der Bürstenmassage noch zusätzlich steigern. Zum Beispiel lockert Wacholder die Muskulatur, Rosmarin hat eine belebende Wirkung, mit Heublume können Sie den Stoffwechsel zusätzlich anregen.

Zum Schluss cremen Sie Ihre Haut mit einer guten Lotion ein. Nach der Bürstenmassage ist das Eincremen besonders wirkungsvoll, weil durch die Bürstenmassage alle abgestorbenen Hautpartikel entfernt wurden und alle Poren gereinigt worden sind.

Unter folgenden Bedingungen ist die Bürstenmassage leider nicht geeignet:

3.4.2. Bitte verzichten Sie auf Bürstenmassagen, wenn…

- .. Sie hektisch und nervös sind
- ..Sie chronische Hauterkrankungen wie schwere Akne, Neurodermitis oder Geschwüre haben.
- … Sie sehr stark behaart sein sollten.
- … Bürsten Sie keine frischen Narben
- … Vorsicht bei vorhandenen Krampfadern. Im Zweifel bitte vorher den Arzt fragen.
- ...wenn Sie unter Schilddrüsenerkrankungen leiden.

4.0. Was Ihrem Stoffwechsel schadet.

Wie Sie im vergangenen Kapitel gesehen haben, gibt es eine ganze Menge Tricks, mit denen Sie Ihrem Stoffwechsel gehörig auf die Sprünge helfen können. Leider gibt es auch Verhaltensweisen, mit denen Sie genau das Gegenteil bewirken. Lesen Sie jetzt, was Sie unbedingt vermeiden sollten, wenn Sie an einem gut funktionierenden Stoffwechsel interessiert sind. Denn es gibt einige wenige kapitale Fehler, mit denen Sie großen Schaden anrichten können und ihren Stoffwechsel komplett entgleisen lassen können. Diäten, Schlafmangel und Stress stehen hier an vorderster Stelle der Verhaltensweisen, mit denen Sie Ihren Stoffwechsel schädigen können.

4.1. Warum Diäten nicht gut für Ihren Stoffwechsel sind

Vielleicht haben Sie schon einmal davon gehört. Alle Arten von radikalen Diäten sind Gift für den Stoffwechsel. Es gibt eine ganze Reihe von Diäten, die eine schnelle Gewichtsabnahme versprechen. Und jede Woche kommen neue dazu. Von der Eier-Diät über die Ananas-Diät, FdH, Kohlsuppendiät oder Reis-Diät:

Allen diesen Diäten ist gemeinsam, dass Sie eine schnelle Gewichtsabnahme durch eine radikal reduzierte Kalorienaufnahme anstreben. Zumindest in den ersten paar Tagen funktioniert das scheinbar auch, auch wenn der Körper in dieser zeit in Wirklichkeit hauptsächlich Wasser abbaut und nicht etwa Fettgewebe. Aber schon nach relativ kurzer Zeit erkennt der Körper, dass offenbar eine „Notlage“ vorliegt und nicht genügend Nahrung zur Verfügung steht.

Und wie reagiert der menschliche Stoffwechsel auf eine mangelhafte Nahrungszufuhr? Er versucht, bevor er womöglich wirklich auf seine eingelagerten Fettreserven zurückgreifen muss, erst ein mal damit, den Energieverbrauch so weit wie möglich zu senken.

4.1.2. Ein cleveres Energiesparprogramm.

Der Körper setzt jetzt ein Energiesparprogramm in Kraft, dass dazu führt, dass der Grundumsatz an Energie drastisch heruntergefahren wird. Der Stoffwechsel wird durch Diäten nicht etwas angekurbelt, sondern radikal heruntergefahren. Die Stoffwechselfunktionen laufen auf Sparflamme und der Körper hat sich an die vermeintliche Notsituation angepasst. Der anfangs rasche Gewichtsverlust kommt jetzt ins Stocken. Bevor der Körper seine wertvollen Fettreserven angreift, setzt er erst einmal weiter auf Energiesparen.

4.1.3. Diäten machen müde und schlecht gelaunt

Bei den meisten Menschen setzt jetzt ein rapider Motivationsverlust ein. Denn das Energiesparprogramm verhindert nicht nur den Gewichtsverlust, es führt auch dazu, dass man sich schlapp und wenig leistungsfähig fühlt. Durch die Mangelernährung kann es zu Mangelzuständen an Vitaminen, Mineralien und Spurenelementen kommen. Neben der körperlichen Leistungsfähigkeit wird auch die Stimmung bei Crash-Diäten nach einiger Zeit deutlich beeinträchtigt. Das zu erwartende Ergebnis: Die Diät wird angebrochen und es wird wieder zu einer normalen Ernährung zurückgekehrt.

Sie laufen außerdem Gefahr, dass der Körper bei extremer Unterversorgung mit Kalorien damit beginnt, neben dem Fettgewebe auch das Muskelgewebe zu verbrennen. Auch dieser Vorgang hat fatale Folgen und unterstützt den Jojo-Effekt: Verliert Ihr Körper Muskeln, sinkt ebenfalls der Grundumsatz an Energie, denn Muskeln sind große Energieverbraucher und sorgen dafür, dass viele Kalorien verbrannt werden. Je mehr Muskeln Sie am Körper haben, desto höher ist auch Ihr Grundumsatz an Energie. Dieses Phänomen ist auch eine Erklärung dafür, warum der Energieverbrauch von zwei Personen von gleicher Körpergröße und gleichem Körpergewicht trotzdem extrem voneinander abweichen kann. Die Person mit dem höheren Muskelanteil im Körper wird bei gleichem Körpergewicht wesentlich mehr Energie verbrauchen als jemand der, hauptsächlich Fettpolster mit sich herumträgt. Fettgewebe ist bedauerlicherweise sehr genügsam und verbraucht selber kaum Energie. Kein Wunder, es ist schließlich als Vorratsspeicher für schlechte Zeiten konzipiert.

4.1.4. Nach der Diät: Jetzt schlägt der Jojo-Effekt voll zu.

Jetzt ist der Körper erneut überfordert. In der Regel läuft das Sparprogramm noch eine ganze Weile weiter, nachdem die Diät und damit der Mangelzustand längst beendet wurde. Der Stoffwechsel ist immer noch im Keller und jede Kalorien, die jetzt zugeführt wird und nicht umgehend verbraucht werden kann, wird in Form von zusätzlichem Körperfett eingelagert. Es kommt nach dem Ende der Diät meistens zu einer raschen Gewichtszunahme. Wenn es ungünstig läuft, sind Sie nach einer Diät schon nach wenigen Wochen wieder genauso schwer wie zuvor. Oder sogar dicker.

Diesen unschönen Vorgang bezeichnet man auch als „Jojo-Effekt" weil das Gewicht dabei rasch abfällt und dann wieder hinaufschießt wie ein Jojo an einem Band, das sich auf und ab bewegt.

Wenn Sie mehrere derartiger Diäten in einem kurzen Zeitraum hintereinander machen, lernt der Körper immer besser, sein Sparprogramm einzusetzen. Das Abnehmen wird Ihnen von Versuch zu Versuch schwerer fallen, weil der Körper bei jedem erneuten Diätversuch seinen Grundumsatz weiter zu reduzieren versucht. Der folgende Rückschlag durch den Jojo-Effekt fällt hingegen jedes mal härter aus als bisher. Man muss daher sagen, dass Diäten den Stoffwechsel deregulieren und langfristig eine Fehlsteuerung bewirken.

4.1.5. Nur eine echte Ernährungsumstellung in Verbindung mit Sport führt zu dauerhafter Gewichtsabnahme und kurbelt den Stoffwechsel an.

Durch den Jojo-Effekt wiegen die meisten Menschen nach einigen gescheiterten Diätversuchen mehr als je zuvor. Wenn Sie Gewicht verlieren wollen, dann dürften Sie auf keinen Fall Ihren Stoffwechsel in den Sparmodus versetzen. Eine ausgewogene Ernährung und etwas sportliche Tätigkeit sind ideal, um einen langsamen und stetigen Abbau von Fettgewebe zu bewirken.

4.2. Schlafmangel

Es ist unglaublich wichtig, dass Sie reichlich guten, erholsamen Schlaf bekommen. Die meisten Menschen in unserer westlichen Zivilisation leiden an einem chronischen Schlafdefizit. In besonderem Maße gilt das für diejenigen unter uns, die berufstätig sind. Auch berufstätige Mütter, die neben dem Beruf noch die Erziehung der Kinder zu bewältigen haben, sind hier ganz besonders gefordert. Achten Sie darauf, das Sie jeden Tag mindestens 8 Stunden erholsamen Schlaf bekommen. Die meisten Menschen schlafen nicht lange genug Die durchschnittliche Schlafdauer für Erwachsene hat sich in den vergangenen 100 Jahren um fast eine Stunde reduziert.

4.3. Chronischer Stress

Stress kurbelt zunächst einmal den Stoffwechsel an. Wenn die Stresssituation aber dauerhaft anhält, kehrt sich dieser Effekt ins Gegenteil um. Wenn Sie unter permanenten Druck stehen und womöglich noch Schlafstörungen hinzukommen, Gerät das hormonelle Gleichgewicht Ihres Körpers aus der Balance. Es wird dann vermehrt das Stresshormon Cortisol ausgeschüttet, das nicht umsonst mit einem ganzen Rattenschwanz von negativen Begleiterscheinungen daher kommt. Ihr Stoffwechsel gerät aus dem Gleichgewicht, der Grundumsatz des Körpers wird heruntergefahren und es wird verstärkt Fettgewebe im Bauchbereich gebildet. Es kommt zu chronischen Entzündungsreaktionen, der Blutzuckerspiegel steigt und die Gefahr von Diabetes und Herzinfarkt wird umso größer, je länger diese Situation anhält.

4.4. Ernährungsfehler

Es gibt eine Reihe von Lebensmitteln - oder besser gesagt Nahrungsmitteln, von denen Sie sich ein für allemal trennen sollten, weil Sie jeden Versuch, ihren Stoffwechsel zu verbessern und zu beschleunigen, zunichte machen. Zu Anfang wird Ihnen das wahrscheinlich noch ziemlich schwer fallen. Wenn Sie es nicht schaffen, alles auf einmal umzusetzen, dann beginnen Sie am besten mit dem Zucker. Wenn Sie erst einmal ohne Zucker über die Runden kommen, so gehen Sie als nächstes die Weizenmehlprodukte an.

Der Verzicht auf beides ist nicht einfach, weil beim Verzehr von Zucker wie beim Verzehr von Produkten mit Weizenmehl Stoffe freigesetzt werden, die ähnlich auf das Belohnungssystem des Gehirns wirken wie Drogen. (Es gibt eine sehr interessante Studie zu diesem Thema, wo man anhand von Mäusen, die mit Oreo-Keksen gefüttert wurden, diese suchterzeugende Wirkung nachgewiesen hat.) Nicht nur

Oreo-Kekse haben diese Wirkung, sondern praktisch alle Süßigkeiten und Snacks. Auch Fastfood scheint ähnliche Effekte im Gehirn auszulösen. Damit haben wir auch eine Erklärung, warum es uns so schwer fällt, auf ungesunde Lebensmittel zu verzichten. Und warum eine Packung Kekse oder Kartoffelchips oft geradezu zwanghaft leer gegessen wird…

Tipp: Versuchen Sie nicht, die Dosis langsam zu verringern. Das klappt nicht. Sie müssen einen radikalen Schnitt machen.

Misten Sie als erstes Ihren Kühlschrank und die Küche aus und befördern Sie alles an Süßzeug und Snacks in die Mülltonne und machen Sie von nun an einen großen Bogen um die Süßwarenabteilung im Supermarkt.

4.4.1. Zucker

Keine Frage, Menschen mögen Süßes. Wir sind von der Natur aus darauf geeicht, an süßem Geschmack Gefallen zu finden. Entsprechende Versuche mit Babys und Kleinkindern haben da völlig einwandfreie Resultate geliefert: Die Sucht nach Süßem ist uns leider angeboren. Biologisch macht das ja auch Sinn, denn alles was in der Natur süß ist – süße Früchte und Honig – ist für den Menschen ein wertvolles Lebensmittel. In früheren Epochen war Süßes ausgesprochen rar. Zucker war noch bis ins 18. Jahrhundert ausschließlich dem Adel und anderen sehr reichen Menschen vorbehalten, Normalbürger mussten mit Honig oder Obst vorlieb nehmen, wenn ihnen der Sinn nach Süßem stand.

Das änderte sich erst zum einen mit der Kolonialisierung der tropischen Länder, die plötzlich Zuckerrohr in großen Mengen verfügbar machte. Und zum anderen mit der Industrialisierung, die es möglich machte, in Fabriken große Mengen Rohrzucker aus Zuckerrohr zu gewinnen. Im 19 Jahrhundert gelang es dann den deutschen Agrarwissenschaftlern mit der Zuckerrübe eine einheimische Pflanze zu züchten, die als Zuckerlieferant brauchbar war. Jetzt wurde Zucker endgültig zu einem billigen Massenprodukt. Zur großen Freude der Lebensmittelindustrie, die mit Zucker eine extrem vielseitig verwendbare und sehr gewinnträchtige Zutat an die Hand bekam.

Diese plötzliche Massenverfügbarkeit von Zucker war schon schlimm genug. In den sechziger Jahren des 20. Jahrhunderts kam dann noch eine weitere, besonders gesundheitsschädliche Zuckerquelle hinzu: HCFS. Bei HCFS handelt es sich High Fructose Corn Syrup. Ein Zuckersirup, der aus Maisstärke gewonnen wird. Die Maisstärke wird dabei in einem chemischen Prozess mit Säure in Fructose (Fruchtzucker) und Glucose (Traubenzucker) aufgespalten. Dieser spottbillige Zucker wurde erstmals in den USA aus dem dort reichlich angebauten Mais erzeugt und wird dort in großem Stil eingesetzt, um anstelle von herkömmlichen Rohr- oder Rübenzucker in der Industrie verwendet zu werden. So werden Erfrischungsgetränke wie Cola oder Limonaden werden in den Vereinigten Staaten praktisch immer mit HCFS gesüßt.

Das Resultat nach fast 40 Jahren massenhaftem Einsatz von HCFS gibt zu denken: Es spricht einiges dafür, dass der exzessive Einsatz von HCFS mit dafür verantwortlich ist, dass die USA heute zusammen mit Mexiko die fettleibigste Nation der Welt geworden sind. Auch der Anteil der Diabetiker in den USA ist rekordverdächtig hoch. Inzwischen hat allerdings ein Umdenken eingesetzt und der Verbrauch an HCFS in den USA stagniert seit dem Jahr 2000 bzw. ist sogar leicht rückläufig. Inzwischen weiß man, dass es vor allem der Fruchtzucker ist, der bei übermäßigem Verzehr zu Fettleibigkeit führt und von der Leber massiv zu Bauchfett verarbeitet wird…

In Europa hat sich HCFS nie in dem Ausmaß durchgesetzt, da die Agrarlobby hier auf die Zuckerrübe gesetzt hatte.

Zucker in all seinen Erscheinungsformen ist leider eine Substanz - von einem Lebensmittel kann man eigentlich gar nicht sprechen - die nur negative Wirkungen auf den Körper hat. Zucker liefert ausschließlich leere Kalorien. Er enthält keine Mineralstoffe und keinerlei Vitamine.

Und was noch schlimmer ist: Um den Zucker im Körper überhaupt verstoffwechseln zu können, muss der Körper jede Menge Mineralstoffe und Vitamine aus körpereigenen Reserven zusetzen. Die Verdauung von Zucker verbraucht zum Beispiel jede Menge Magnesium und B-Vitamine. Zucker ist in dieser Hinsicht genau so schädlich wie Alkohol, der ebenfalls nur leere Kalorien liefert und auch wertvolle Vitalstoffe beim Verstoffwechseln aufbraucht.

Zucker ist somit ein echter Stoffwechselkiller

Leider ist Zucker fast allgegenwärtig und es ist gar nicht so einfach, ihm aus dem Weg zu gehen. Denn Zucker wird von der Lebensmittelindustrie praktisch überall eingesetzt. Kein Wunder, denn Zucker hat ein hohes Eigengewicht und macht Produkte damit schwerer, er hat eine konservierende Wirkung und er wirkt mit Salz und Gewürzen zusammen geschmacksintensiver. Er lässt sich unbegrenzt lagern, in die verschiedensten Formen bringen und ist eine preiswerte Zutat. Süßigkeiten und gesüßte Produkte sind dabei nur die Spitze des Eisbergs. Ketchup, Salatdressings, Suppen und Saucen: Zucker ist allgegenwärtig.

Es ist nicht einfach, Zucker konsequent aus dem Weg zu gehen. Ein erster, einfacher Schritt ist der Verzicht auf Süßigkeiten, Kuchen und Limonadengetränke sowie auf süße Säfte. Hier tritt der Zucker ziemlich offensichtlich zu Tage. Das Cola und Limo Zuckerbomben sind, dürfte sich ja inzwischen herumgesprochen haben. Dass allerdings viele Fruchtsäfte sogar noch mehr Zucker und somit noch mehr Kalorien enthalten als Colagetränke und Limonaden, ist im allgemeinen Bewusstsein der Bevölkerung noch nicht angekommen. Verzichten Sie also am besten auf süße Säfte. Wenn Sie Saft trinken, dann am besten frisch gepresst und mit etwas Wasser oder Mineralwasser zu einer Saftschorle verdünnt.

Streichen Sie Konfitüren und Marmeladen von Ihrem Speiseplan sowie alles was in irgendeiner Form nach Kuchen und Keksen aussieht. Letzteres auch noch aus einem anderen Grund, auf den wir noch zu sprechen kommen (Weizenmehl!)

Fertiggerichte sollten tabu sein, genau wie Suppen und Dressings aus industrieller Fertigung.

Wenn es denn etwas Süßes sein soll, dann greifen Sie zu frischem Obst oder zu Dörrfrüchten. Auch Schokolade, sofern es sich um dunkle Schokolade mit wenigstens 70% Kakaoanteil handelt, ist in Maßen erlaubt.

4.4.2. Alkohol

Für Alkohol gilt praktisch alles, was wir schon beim Zucker festgestellt haben: Alkohol wird wie Zucker in der Leber abgebaut und am Ende in zusätzliches Körperfett umgewandelt. Alkohol liefert leider jede Menge "leere Kalorien". Dabei verbraucht der Körper reichlich Vitalstoffe und Mineralien. (einer der Gründe, warum es nach reichlichem Alkoholkonsum zu dem berüchtigten "Kater" kommt.) Zusätzlich ist Alkohol ein Nervengift und greift Nerven- und Gehirnzellen direkt an. Außerdem entstehen beim Abbau von Alkohol gifte Abbauprodukte wie Formaldehyd.

Alles Effekte, die Ihren Stoffwechsel an einer effektiven Arbeit hindern.

All das sind gute Gründe, um auf Alkohol zu verzichten. Gegen ein Gläschen Wein oder ein einsames, kleines Feierabendbier am Abend ist aus gesundheitlicher Sicht noch nicht viel einzuwenden. Nennenswert darüber hinausgehen sollte er Alkoholkonsum nicht.

4.4.3. Weizen und Weizenmehl

Es mag Sie überraschen, ausgerechnet Weizen auf dieser Liste zu finden. Sehr wahrscheinlich haben Sie Weizen bisher für ein harmloses Nahrungsmittel gehalten, denn Weizen ist in der Lebensmittelindustrie praktisch allgegenwärtig. Er wird nicht nur in unzähligen Brotprodukten, Kuchen, Torten und Keksen verwendet, sondern ist auch der Hauptbestandteil von Pasta. Weizen bildet den Pizzateig und Weizen liefert die Stärke, mit der die Fertigsoße aus der Tüte schön sämig wird. Weizen ist eine echte Allzweckwaffe der Lebensmittelwirtschaft und ist beinahe so allgegenwärtig wie Zucker und Salz, die auch in fast allen Produkten anzutreffen sind.

Leider ist Weizen nicht so harmlos. Weizen ist so etwas wie der Zwillingsbruder des Industriezuckers und ist ähnlich schädlich. Zunächst einmal sollten Sie wissen, dass der Weizen, der heute von den Landwirten auf den Feldern angebaut wird, kaum noch etwas mit dem Weizen früherer Jahrzehnte zu tun hat, wie er bis in die späten sechziger / frühen siebziger Jahre angebaut wurde. Der moderne Weizen liefert höhere Erträge, hat kürzere Halme und ist damit standfester und liefert weniger Stroh.

Dieser Weizen ist das Resultat langer Züchtungsarbeiten von Agrarwissenschaftlern, die damit versucht haben, den Ertrag des Weizens zu maximieren und die Inhaltsstoffe des Weizenkorns den Bedürfnissen der Lebensmittelindustrie anzupassen.

Moderner Weizen enthält darum ungewöhnlich viel Gluten. Deutlich mehr Gluten, als es in dem Weizensorten, die unsere Großeltern noch verwendet haben, enthalten war. Gluten ist ein Klebereiweiß, das es ermöglicht, aus Weizen wunderbar luftig-lockeres Gebäck herzustellen. Je höher der Glutengehalt, um so besser kann der Weizen in der Backwarenindustrie oder vom Bäckerhandwerk zu Brot und Brötchen verarbeitet werden. Leider reagieren viele Menschen auf Gluten mit einer Allergie oder einer Glutenunverträglichkeit. Das kann sich in Form von Durchfall, Blähungen und krankhaften Veränderungen der Darmflora bemerkbar machen.

Wer unter einer Glutenunverträglichkeit leidet, hat wenig zu lachen: Die Verdauungsbeschwerden sind sehr unangenehm und es können sogar Symptome hinzu kommen, die man gar nicht mit Weizen in Verbindung bringt: Gelenkschmerzen, Depressionen, Kopfschmerzen, Konzentrationsstörungen.

Noch schlimmer ist es, wenn eine regelrechte Glutenallergie vorliegt. In diesem Fall kann der Körper chronische Entzündungen des Dünndarms entwickeln, die auf Dauer die Darmschleimhaut angreifen und so die Funktion des Dünndarms bei der Verdauung beeinträchtigen. Auch das Risiko von Darmkrebs steigt.

Gluten ist nicht die einzige Substanz im Weizen, auf die Menschen mit Allergien oder Unverträglichkeiten reagieren. Weizen enthält noch weitere Stoffe, die unter anderem dem Schutz der Pflanze vor

Fressfeinden dienen, die auch geeignet sind, den Stoffwechsel des Menschen zu beeinträchtigen.

Eine Belastung für den Blutzuckerspiegel

Weizen hat einen extrem hohen glykämischen Index. Weizenmehl enthält einen hohen Anteil an Amylopektin. Dieses Kohlenhydrat verursacht starke Schwankungen des Blutzuckerspiegels. Nachdem Sie ein belegtes Brötchen, eine Pizza oder ein paar Kekse aus Weizenmehl gegessen hast, schießt Ihr Blutzuckerspiegel in die Höhe, was dazu führt, dass Ihr Körper jede Menge Insulin ausschüttet. Das Insulin sorgt, vereinfacht dafür, das der überschüssige Zucker aus dem Blut entfernt wird und in der Leber in Körperfett umgebaut wird. Außerdem sinkt durch das Insulin der Blutzuckerspiegel genauso schnell ab, wie er zuvor angestiegen ist. Das Resultat: Sie werden nach kurzer Zeit müde und fühlen sich schnell wieder hungrig.

Langfristig droht Diabetes durch die ständige Überlastung der Bauchspeicheldrüse, die das Insulin ausschüttet. Meiden Sie Produkte aus Weizenmehl, wo immer es geht. Ganz besonders auch in Form von Frühstückszerealien aller Art. Die bestehen hauptsächlich aus Weizen und viel Zucker... Und nein, Vollkornweizen ist nicht gesünder, die negativen Auswirkungen auf den Blutzuckerspiegel sind genau dieselben wie bei herkömmlichen Weizenmehl. Essen Sie statt Weizen lieber etwas Gesünderes. Es gibt Rezepte für komplett getreidefreies Brot aus Buchweizen, Sie können sich auch beim Biobäcker Ihres Vertrauens Dinkelbrot bestellen.

Übrigens kommt das Kohlenhydrat Amylopektin ausschließlich im Weizen vor. Darum sind alle anderen Getreidearten deutlich weniger schädlich für den Blutzuckerspiegel.

4.4.4. Fastfood

Um Fastfood zu meiden, gibt es unzählige gute Gründe. Fastfood enthält meistens reichlich von allen Nahrungsmittelbestandteilen, die Übergewicht fördern, den Stoffwechsel durcheinanderbringen und Krankheiten wie Diabetes fördern. Fastfood enthält meist viel Zucker, viel Salz, Weizenmehl und wird häufig mit viel Fett in der Fritteuse zubereitet. Hinzu kommen häufig noch Zusatzstoffe wie Konservierungsmittel oder Geschmacksverstärker.

Geschmacksverstärker regen den Appetit an und blockieren das natürliche Hungergefühl. Es ist vorprogrammiert, dass Sie mehr essen, als Sie eigentlich wollen.

Auch das Essen in vielen Restaurants fällt im Grunde in die Kategorie Fastfood. In vielen Restaurants werden Fertig- und Halbfertigprodukte in der Küche verwendet, um die Zubereitung zu beschleunigen. Restaurantessen enthält meistens Geschmacksverstärker. Selbst in hochpreisigen Lokalen wird oft sehr großzügig mit MSG, dem Geschmacksverstärker Mononatriumglutamat umgegangen. Das Essen in Restaurants enthält häufig auch viel Salz, nicht zuletzt um die Gäste zum vermehrten Bestellen von Getränken zu animieren...

Kochen Sie lieber selbst. Es ist gar nicht so schwer und muss weder teuer noch besonders zeitaufwändig sein. Es gibt jede Menge Gerichte, die Sie auch als küchentechnischer Anfänger und Laie ohne große Fachkenntnisse kochen können. Sie finden im Internet dazu jede Menge Anregungen. Vielleicht haben Sie ja auch irgendwo noch ein gutes Kochbuch im Bücherschrank...

17510706R00032

Printed in Poland
by Amazon Fulfillment
Poland Sp. z o.o., Wrocław